Heinz Bohn

Königlich Sächsischer Generalstabsarzt Dr. Johann Caspar Sahlfelder

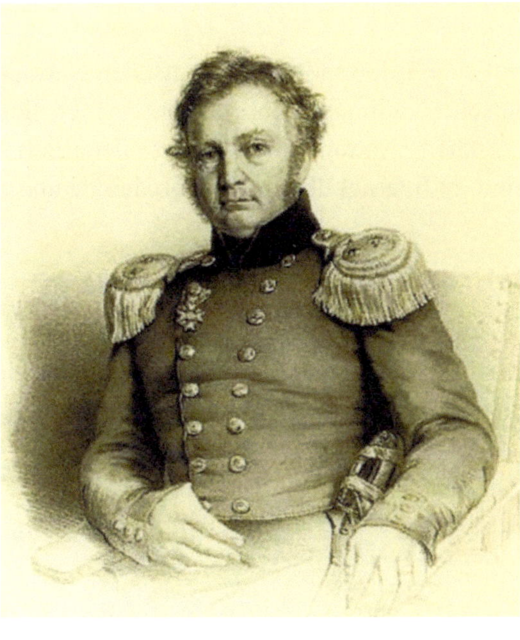

ein berühmter Essinger

Bibliografische Information der Deutschen Nationalbibliothek:
Die Deutsche Nationalbibliothek verzeichnet diese Publikation in der Deutschen Nationalbibliografie; detaillierte bibliografische Daten sind im Internet über http://dnb.dnb.de abrufbar.

Herstellung und Verlag: BoD – Books on Demand, Norderstedt

ISBN: 978-3-7481-3927-0

Inhaltsverzeichnis

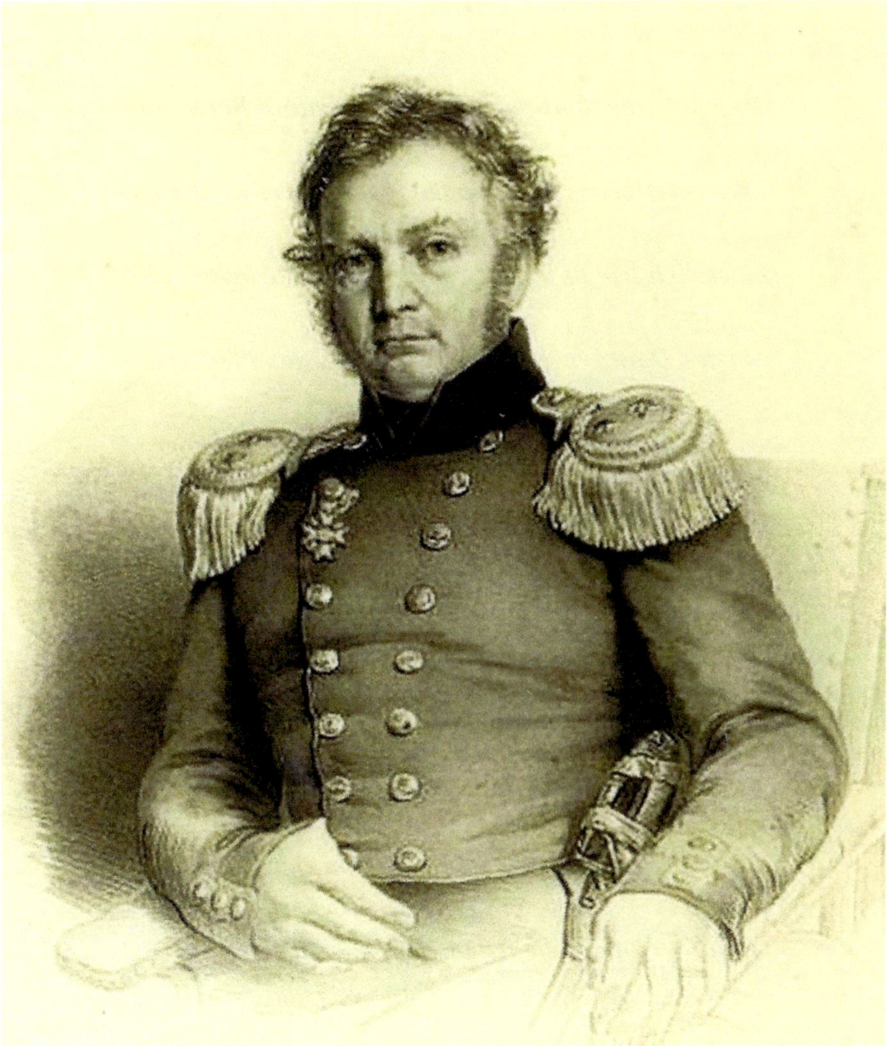

Dr. Johann Caspar Sahlfelder

Generalstabsarzt[1]

Wer über die tumultarische und regellose Befolgung der bisherigen Anordnungen tadelnd spricht, der hat schwerlich jemals einem Schlachtgewühle beigewohnt, wo das Donnern der Feuerschlünde, das Pfeifen der Kugeln, das Geschrei der Verwundeten und der nach Hilfe Rufenden sowie das Vorrücken oder Weichen der streitenden Massen nur zu leicht die Gemüter außer Fassung bringen und die besten Anordnungen unzureichend machen, ja sogar die allerweisesten Einrichtungen auch für alle noch künftige Zeiten immer unzureichend machen werden.

Dr. Johann Caspar Sahlfelder
Generalstabsarzt[2]

Johann Caspar Sahlfelder

kommt am 10. Oktober 1782 als zweiter unehelicher Sohn der evangelischen Ursula Staudenmaier, einer am 8. Februar 1755[3] geborenen Tochter des Bauern Johann Caspar Staudenmaier und dessen Frau Maria Margaretha Mößner in Essingen auf die Welt.[4] Die Bauersfamilie Staudenmaier wohnt „Im Unteren Dorf“ Gebäude Nr. 26 und ist für das zweistöckige Wohnhaus mit einem anschließenden großen Grundstück den Freiherren von Woellwarth gefällpflichtig.

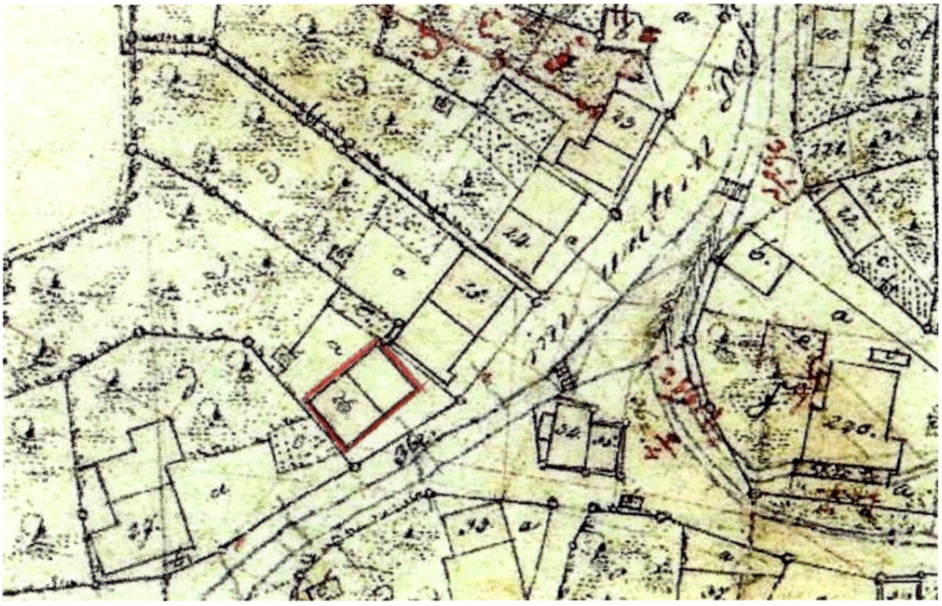

Geburtshaus von Johann Caspar Sahlfelder
Im Unteren Dorf Gebäude Nr. 26

Im Kirchenbuch Essingen ist der Name Caspar Sahlfelder eingetragen, der Vorname Johann taucht nicht auf. Nachdem Sahlfelder aber immer mit „Dr. Johann Caspar Sahlfelder“ unterzeichnet, ist zu unterstellen, dass er sich diesen zweiten Vornamen zu Ehren seines Großvaters Johann Caspar Staudenmaier später selbst zulegte. Um Verwirrungen zu vermeiden, werden in diesem Artikel daher beide Vornamen benützt.

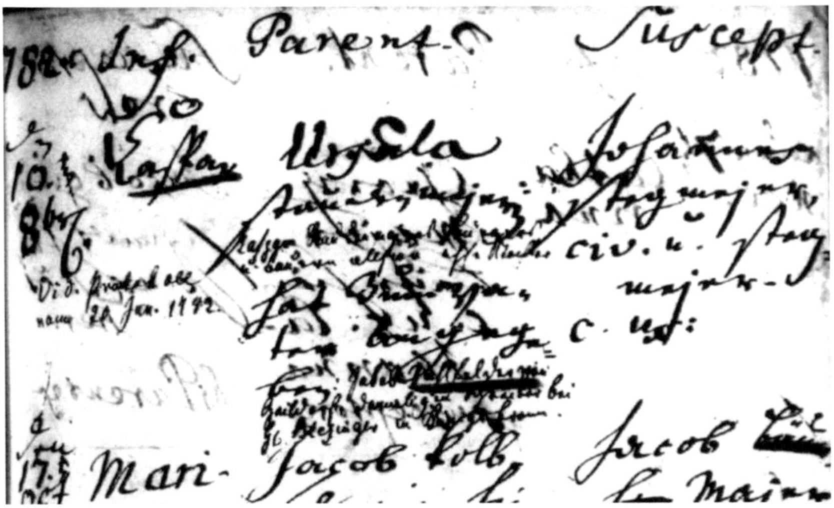

Kirchenbuch Essingen, Mischbuch 1713-1783, Bd. II

Der ebenfalls evangelische Vater des unehelichen Kindes, der um 1753 geborene Jakob Sahlfelder aus Gaildorf[5], war Schreiber bei Johann Georg Blezinger, dem Pächter der württembergischen Eisenwerke zu Itzelberg und Königsbronn[6].

Als Geschlechtsname des unehelichen Kindes Caspar ist „Sahlfelder“ im Kirchenbuch eingetragen.[7]

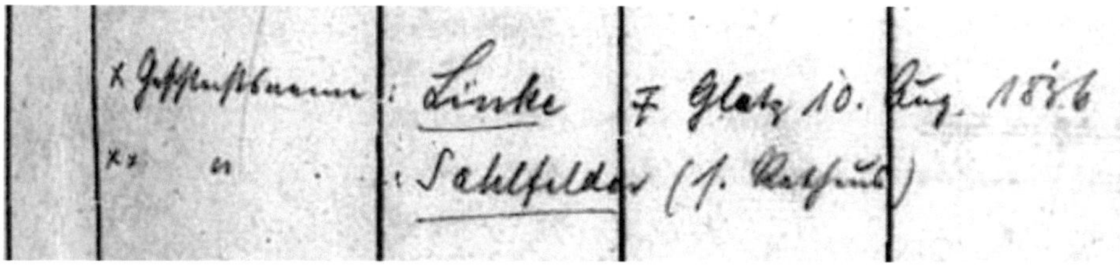

Kirchenbuch Essingen, Mischbuch 1713-1783, Bd. II, Geburten

Zu vermerken ist, dass die Mutter von Ursula Staudenmaier, Maria Margaretha, eine Tochter des Baders und Wundarztes Leonhard Mößner ist, der von 1704 bis zu seinem Tod im Jahre 1754 in Essingen praktizierte.

Ursula Staudenmaier hatte zwei uneheliche Kinder: Der erste uneheliche Sohn Johannes wurde am 29. September 1777 geboren; auch er erhielt den Geschlechtsnamen des Vaters namens Linke.[8] Im Kirchenbuch ist zu Johannes Linke undatiert vermerkt: „haust zu Glatz in Schlesien“, wo er am 10. August 1836 verstirbt.

In allen per Internet verfügbaren Artikeln über Sahlfelder werden ausnahmslos fälschlicherweise der Vorname als „Johann Kaspar“ sowie das Geburtsdatum mit „28. Oktober 1782“ angegeben. Auch die Ortsangabe für Essingen wird meist falsch genannt wie beispielsweise „Esfingen“ oder „Markt-Eschingen“. Dies ist, wie leider oft festzustellen ist, ein sicheres Indiz dafür, dass die jeweiligen Autoren ohne weitere Prüfung des Sachverhaltes vom Vorgänger abgeschrieben haben.[9]

Die Mutter von Caspar Sahlfelder, Ursula Staudenmaier, heiratet am 28. Mai 1790 im Patrimonialort Essingen den am 7. Januar 1750 geborenen Johann Michael Bäuerle, Beisitzer und Taglöhner in Essingen, Sohn des Taglöhners Jacob Bäuerle und dessen Frau Barbara geborene Bantel.[10]

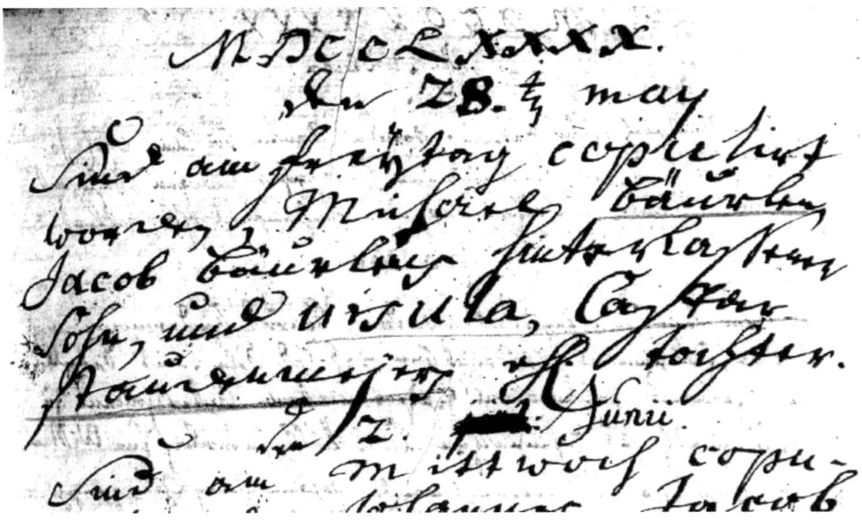

Kirchenbuch Essingen, Mischbuch 1784-1825, Bd. III

Aus dieser Ehe geht nur der am 8. November 1793 geborene Sohn Jacob hervor, welcher jedoch bereits am 12. November verstirbt.

Der bei seiner Mutter lebende Caspar Sahlfelder erhält wohl von seinem im nahen Königsbronn lebenden Vater Jakob Sahlfelder und dessen begüterten Familie finanzielle Unterstützung, denn nur vom Lohn eines Essinger Taglöhners konnte die schulische Ausbildung mit lateinischem Unterricht nicht bezahlt werden. Vermutlich unter dem Präzeptor der Aalener Lateinschule Johann Leonhard Rieger erhielt Caspar einen gründlichen altsprachlichen Unterricht.

An Dominica judica 1796 wird Caspar Sahlfelder zusammen mit weiteren 18 Knaben und 15 Mädchen durch Pfarrer Johann Jakob Mann in der Essinger Kirche konfirmiert.

KB Essingen, Mischbuch 1784-1825, Band 3, Verzeichnis der Konfirmanden

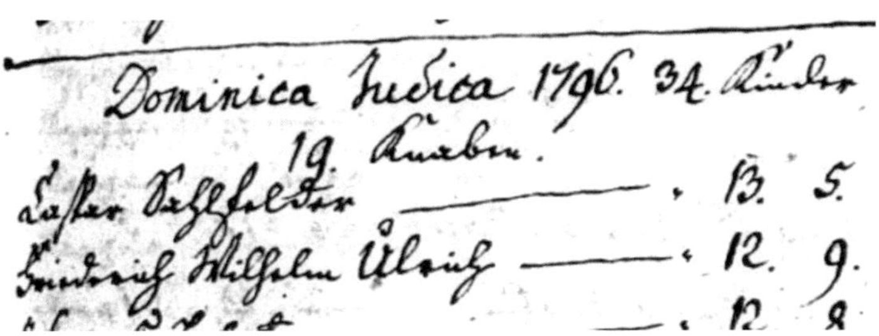
Dominica Judica 1796. 34. Kinder
19. Knaben.
Caspar Sahlfelder — . 13. 5.
Friedrich Wilhelm Ulrich — . 12. 9.

Nachdem durch den Großvater väterlicherseits, den ehemaligen hochfürstlich Sachsen-Gotha-Rodaischen Kammerrat und Amtmann Johann Adam Salvelder (Schreibweise im Kirchenbuch Gaildorf) in Gaildorf eine enge Verbindung zu Sachsen bestand, wird die spätere Orientierung von Caspar dorthin verständlich. Es ist auch möglich, dass der aus Lauterburg stammende Matthäus

Barth als Chirurg, Wundarzt und Feldscher bei den Chursächsischen Truppen einen gewissen Einfluss auf Sahlfelder ausübte.

Der Stiefvater Johann Michael Bäuerle verstirbt am 16. Februar 1801 im Alter von 51 Jahren an der Dörr- und Wassersucht. Die Witwe Ursula Bäuerle geborene Staudenmaier verstirbt am 1. Oktober 1808 vormittags nach 9 Uhr im Alter von 53 Jahren, 7 Monaten und 23 Tagen an der hitzigen Stechkrankheit (Brustfellentzündung, Rippenfellentzündung, meist mit Tuberkulose verbunden).

Im Familienregister findet sich ein undatierter, späterer Nachtrag zu ihrem zweiten unehelichen Sohn (spurius) Caspar Sahlfelder: „Ausgewandert nach Sachsen“.[11]

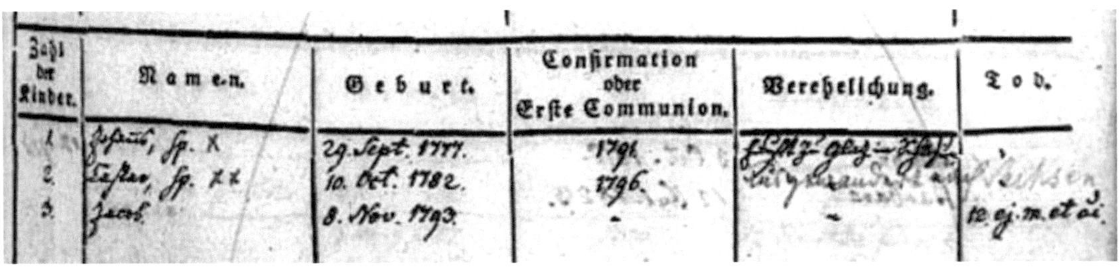

Zahl der Kinder.	Namen.	Geburt.	Confirmation oder Erste Communion.	Verehelichung.	Tod.
1	Johann, sp. ×	29. Sept. 1777.	1791	[illegible]	
2	Caspar, sp. ××	10. Oct. 1782.	1796	ausgewandert nach Sachsen	
3	Jacob	8. Nov. 1793	-	-	12. ej. m. et a.

Kirchenbuch Essingen, Familienregister 1808-1832, Bd. 19

Sahlfelder tritt im Alter von 27 Jahren am 7. April 1809 in den sächsischen Militärdienst als Unterwundarzt eines Feldhospitals ein und nimmt an den napoleonischen Kriegen 1809, 1812, 1813, 1814 und 1815 teil.

In den Tagebuchaufzeichnungen des sächsischen Infanterieoffizier Johann Carl von Dallwitz[12] von 1812 bis 1815 finden sich auch einige Passagen über Sahlfelder:

„Ab 8. Juni 1815 marschierte der Herr Leutnant von Sommerfeld mit den Rekonvaleszenten des Lazaretts in Aachen bei fürchterlichem Regen von Köln über Solingen und Elberfeld nach Hagen, wo sie nach Limburg an der Lenne detachiert wurden, zwei Stunden von Hagen entfernt durch Wald, Felder und über ziemlich hohe Berge.
Am nächsten Tag bestieg ich in Gesellschaft des Herrn Stabsarztes Sahlfelder und Oberwundarzt Gräffe die hiesige Burg hoch auf einem Berge. Am nächsten Tag marschierten wir über Schwelm nach Unna. Stabsarzt Sahlfelder, Rittmeister Hänel, Leutnant von Engel und mehrere Kranke wurden in das Dorf Gommern detachiert."

Bereits zum Oberwundarzt befördert, besucht Sahlfelder das Collegium medico-chirurgicum, die erste chirurgische Lehranstalt zur wissenschaftlichen Ausbildung der Feldscher- und Barbiergesellen in Anatomie, Physiologie, Therapie und Chirurgie in Dresden.

Die Lehranstalt hatte ihren Sitz in der Neustädter Kaserne, in der sich auch das chirurgische Hospital (Charité) befand. Kurfürst

Friedrich August II. begründete 1748 diese erste medizinische Ausbildungsstätte in Dresden, um Chirurgen und Wundärzten für die sächsische Armee Grundkenntnisse zu vermitteln.

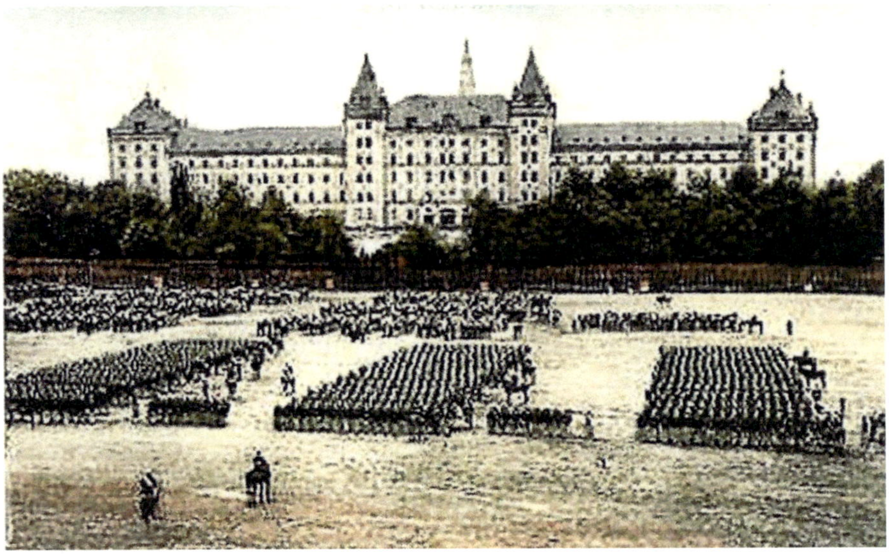

Neustädter Kaserne

Gleichzeitig studiert Sahlfelder an der bereits 1409 gegründeten Universität Leipzig[13], nach der 1386 gegründeten Universität Heidelberg die zweitälteste Universität in Deutschland. Wohnhaft war Sahlfelder während seines Studiums laut Matrikeleintrag in der Neuen Gasse (in Richters Haus) in Leipzig.

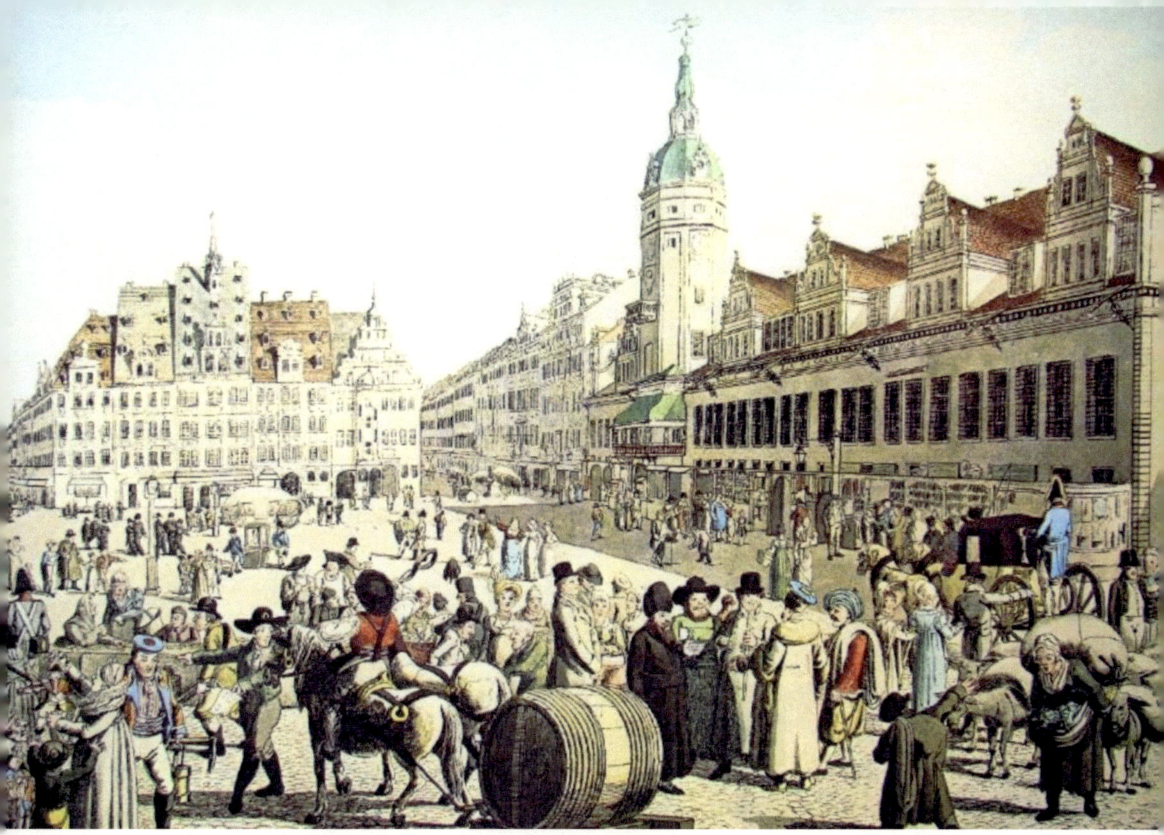

Um 1825 hat Leipzig 41.500 Einwohner.[14]

1825 wird Sahlfelder mit seiner vierteiligen lateinischen Dissertation "De artuum amputatione eaque inprimis in ipso proelii campo instituenda meletemata quaedam"[15]zum Dr. med. promoviert.

Nach dem Tod des sächsischen Generalstabsmedikus und Reformator der sächsischen Heeres-Sanitäts-Verfassung Heinrich August Schön am 16. Januar 1828[16] wird Caspar Sahlfelder 1828 dessen Nachfolger und übernimmt als Generalstabsarzt des sächsischen Heereskontingents die Leitung des sächsischen Sanitätsdienstes.

Am 2. Juni 1828[17] heiratet Sahlfelder in Plauen, einem Stadtteil im Südwesten Dresdens, als königlich sächsischer Stabsmedikus die am 31. Juli 1793[18] geborene Johanna Juliana Laurin, eine Tochter des Heinrich Friedrich Laurin, Kupferstecher bei der königlichen Kunstakademie in Dresden (*1756 †1830).
Das Aufgebot zur Eheschließung wurde zwei Mal in der Kreuzkirche und in der Annenkirche zu Dresden bekannt gemacht.

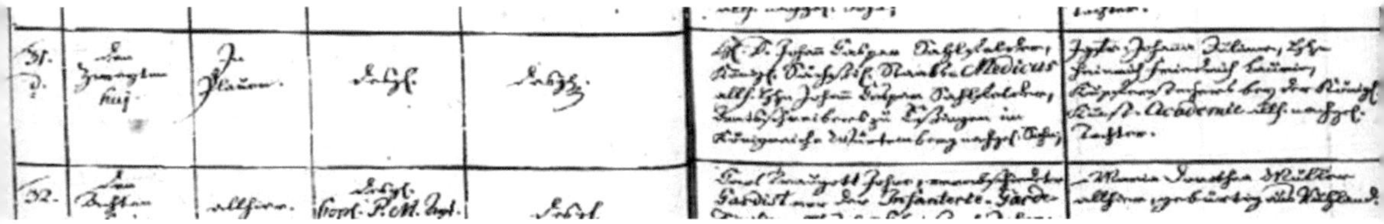

Ev. Landeskirche Sachsen, Dresden-Plauen, Tauf-, Trau- und Bestattungsbuch 1821-1840

Zum Vater von Johann Caspar Sahlfelder ist in den Kirchenbucheinträgen Dresden und Dresden-Plauen vermerkt: „Johann Caspar Sahlfelder, Amtsschreiber zu Essingen im Königreich Württemberg."

Diese Einträge sind falsch. Der Vater von Johann Caspar Sahlfelder ist, wie im Kirchenbuch Essingen richtigerweise vermerkt, „Jakob Sahlfelder aus Gaildorf, Amtsschreiber bei Blezinger in Königsbronn".

1830 hat Dresden 61.886 Einwohner.

In diesem Jahr übernimmt Sahlfelder auch das seit drei Jahren vakante Ordinariat für Kriegsarzneikunst an der Dresdner chirurgisch-medizinischen Akademie und hält als Professor öffentlich zwei Mal in der Woche Vorlesungen über medizinische Propädeutik[19]und über Kriegsheilkunde. Diese zusätzliche Tätigkeit übt Sahlfelder bis zum Eintritt einer schwereren Erkrankung im Jahre 1847 aus.

Seine Vorlesungen zu diesen beiden Fächern sind so interessant und gründlich, dass sich das sonst fast leere Auditorium stets bis auf den letzten Platz füllte.

Sahlfelder ist auch Mitglied des wissenschaftlichen medizinischen Kollegiums der obersten Landesbehörde für Prüfungen und Ausfertigung von Gutachten, welche von den Obergerichten gefordert werden.[20]

Als Professor der Kriegsarzneikunde erhält Sahlfelder übrigens seine Bezüge nicht vom Ministerium des Innern, sondern vom Kriegsministerium.

Aus der Stamm- und Rangliste der königlich sächsischen Armee des Jahres 1849 ist ersichtlich, dass Johann Caspar Sahlfelder seit 22. Dezember 1832 Direktor der Medizinal-Direktion und Generalstabsmedikus ist.

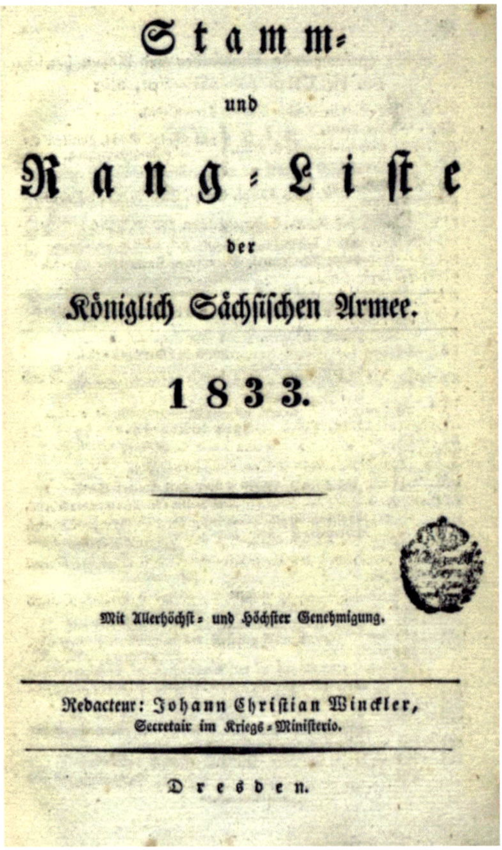

Stamm-

und

Rang-Liste

der

Königlich Sächsischen Armee.

1833.

Mit Allerhöchst- und Höchster Genehmigung.

Redacteur: Johann Christian Winckler, Secretair im Kriegs-Ministerio.

Dresden.

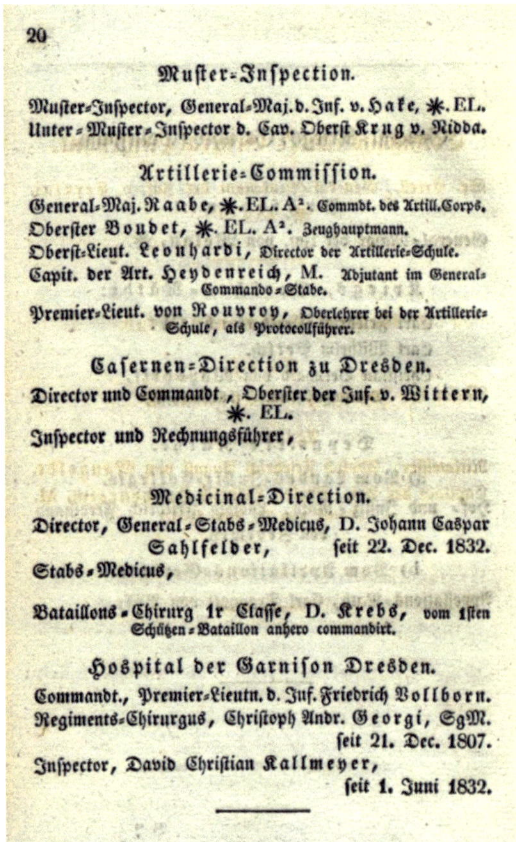

20

Muster-Inspection.

Muster-Inspector, General-Maj. d. Inf. v. Hake, ✱. EL.
Unter-Muster-Inspector d. Cav. Oberst Krug v. Nidda.

Artillerie-Commission.

General-Maj. Raabe, ✱. EL. A². Commdt. des Artill.Corps.
Oberster Boudet, ✱. EL. A². Zeughauptmann.
Oberst-Lieut. Leonhardi, Director der Artillerie-Schule.
Capit. der Art. Heydenreich, M. Adjutant im General-Commando-Stabe.
Premier-Lieut. von Rouvroy, Oberlehrer bei der Artillerie-Schule, als Protocollführer.

Casernen-Direction zu Dresden.

Director und Commandt, Oberster der Inf. v. Wittern, ✱. EL.
Inspector und Rechnungsführer,

Medicinal-Direction.

Director, General-Stabs-Medicus, D. Johann Caspar Sahlfelder, seit 22. Dec. 1832.
Stabs-Medicus,
Bataillons-Chirurg 1r Classe, D. Krebs, vom 1sten Schützen-Bataillon anhero commandirt.

Hospital der Garnison Dresden.

Commandt., Premier-Lieutn. d. Inf. Friedrich Vollborn.
Regiments-Chirurgus, Christoph Andr. Georgi, SgM. seit 21. Dec. 1807.
Inspector, David Christian Kallmeyer, seit 1. Juni 1832.

Sahlfelder stellte an wegen gastrisch-nervösem Fieber im Dresdner Garnisonshospital verstorbenen Soldaten fest, die vor der Aufnahme seit längerer Zeit an Diarrhoe gelitten hatten, bei der Sektion Drüsenschwellungen und Vereiterungen in der Schleimhaut des Dünndarms sowie karzinomatöse Geschwüre am Blinddarm fest und behandelte danach neu erkrankte Soldaten erfolgreich mit Calomel.

Bei Calomel oder Kalomel handelt es sich um Quecksilber(I)-chlorid, welches wegen seiner äußerst geringen Wasserlöslichkeit vom Körper kaum resorbiert wird. Sahlfelder setzte dieses Mittel erfolgreich bei diversen Erkrankungen wie Entzündungen in Nase und Rachen, als Abführmittel, zur Anregung der Gallenfunktion, gegen Brechdurchfall, bei Wassersucht, Milz-, Leber-, Lungenleiden, Syphilis sowie äußerlich gegen Hornhautflecken, Windpocken, Geschwüre und Feigwarzen ein.

Am 29. März 1834 präsentiert Sahlfelder bei einer ärztlichen Versammlung der Gesellschaft für Natur- und Heilkunde in Dresden zwei von ihm entwickelte chirurgische Instrumente. Das erste Instrument wurde von ihm bereits erfolgreich bei mehreren Patienten eingesetzt, die unter einer Verengung der Harnröhre litten. Das zweite Instrument dient dazu, Knochen aus Weichteilen herauszusägen, ohne diese zu verletzen. Diese Knochensäge ließ er bei den Gebrüdern Kunde in Dresden für 24 Taler anfertigen.[21]

Sahlfelder erwirbt sich auch große Verdienste bei der Neuorganisation des sächsischen Heeres- Sanitätswesens. 1833 organisiert er mit einem neuen Dienst-Reglement für den Medizinaldienst das sächsische Militärsanitätswesen neu. Mit der Veränderung der Berufsbezeichnung „Chirurg“ in „Arzt“ wird die Stellung der Militärärzte innerhalb der sächsischen Militärhierarchie wesentlich aufgewertet und rechtlich und äußerlich dem eines Offiziers gleichgestellt.

Das ärztliche Personal bestand in Friedenszeiten aus dem Generalstabsarzt im Oberstleutnant-Rang Caspar Sahlfelder sowie nachgeordneten Regiments-, Bataillons- und Kompagnie-Ärzten. In Kriegszeiten kamen noch ein Oberstabsarzt, Stabsärzte, Ober- und Unterärzte unter das Kommando von Sahlfelder. 1831 beträgt die Zahl der Militärärzte einschließlich dem Generalstabsmedikus Sahlfelder 123: neun Regiments-Chirurgen, drei Bataillons-Chirurgen I. Klasse, acht Bataillons-Chirurgen II. Klasse, ein Oberarzt des Kadetten-Korps, ein Unterarzt des Kadetten-Korps, ein Garnisonsarzt der Festung Königstein und 99 Kompagnie-Chirurgen.

Als Generalstabsarzt trug Sahlfelder als Uniform „einen lichtblauen Rock mit schwarzsamtenem Kragen und Aufschlägen mit drei in Silber gestickten Litzen, rotem Vorstoß, zwei Reihen weißer glatter Knöpfe, Pantalons von schwarzgrauem Tuch, Parade Pantalons von demselben Tuch mit rotem Vorstoß, im Schnitt denen der Infanterie-Offiziere gleich, die Rangbezeichnung in Silber auf den Kragen gestickt, Degen, Degenquaste sowie der Hut mit Federstützen gleich den Stabs-Offizieren."[22]

Caspar Sahlfelder ist beim Dresdner Maiaufstand vom 3. bis 9. Mai 1849, auch als Dresdner Mairevolution bezeichnet, eingesetzt, als versucht wird, König Friedrich August II. von Sachsen zu stürzen und eine sächsische Republik zu etablieren. Die noch in Sachsen vorhandenen knapp 5.000 Mann starken Truppen, sechs Kompagnien der Leichten Infanterie sowie das III. Bataillon des Leib-Grenadier-Regiments, schlagen zusammen mit den zur Hilfe geeilten preußischen Truppen des I. Füsilier-Bataillons des Kaiser Alexander Garde-Grenadier-Regiments Nr. 1 in einem Straßen- und Barrikadenkampf den Aufruhr der etwa 60.000 Aufrührer erfolgreich nieder. Die gesamten Verluste der sächsischen und preußischen Truppen werden mit 31 Toten und 94 Verwundeten angegeben. Die genaue Anzahl der getöteten Aufständischen ist nicht bekannt. Man spricht von etwa 250 Toten und 400 bis 500 Verwundeten.

Am 24. Januar 1850 wird Generalstabsarzt Caspar Sahlfelder pensioniert. Im Dresdner Journal und Anzeiger vom 1. Januar 1850 ist zu lesen: „Sr. Majestät der König haben Generalstabsarzt der Armee, Dr. Sahlfelder, die nachgesuchte Entlassung aus dem Kriegsdienst mit der gesetzlichen Pension und der Erlaubnis, die Armeeuniform der höheren Militärärzte tragen zu dürfen, in Gnaden bewilligt.“ Bei seinem Ausscheiden beträgt die Stärke des sächsischen Heeres rund 26.000 Mann.

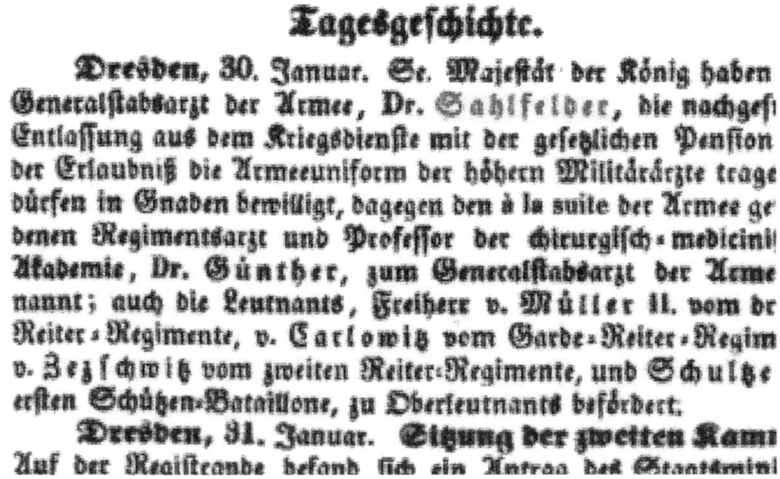

Tagesgeschichte.

Dresden, 30. Januar. Se. Majestät der König haben
Generalstabsarzt der Armee, Dr. Sahlfelder, die nachges
Entlassung aus dem Kriegsdienste mit der gesetzlichen Pension
der Erlaubniß die Armeeuniform der höhern Militärärzte trage
dürfen in Gnaden bewilligt, dagegen den à la suite der Armee ge
denen Regimentsarzt und Professor der chirurgisch-medicini
Akademie, Dr. Günther, zum Generalstabsarzt der Arme
nannt; auch die Leutnants, Freiherr v. Müller II. vom er
Reiter-Regimente, v. Carlowitz vom Garde-Reiter-Regim
v. Zezschwitz vom zweiten Reiter-Regimente, und Schultze
ersten Schützen-Bataillone, zu Oberleutnants befördert.

Dresden, 31. Januar. Sitzung der zweiten Kam
Auf der Registrande befand sich ein Antrag des Staatsmini

Dresdner Journal und Anzeiger Nr. 1, 1. Januar 1850

Sahlfelder wohnte mit seiner Frau in Dresden von 1831 bis 1835 in der Waisenhausgasse Gebäude Nr. 389a, von 1836 bis 1840 im Gebäude Nr. 414, ab 1850 Waisenhausstraße und zuletzt bis zum Tod in der Waisenhausstraße 14.[23]

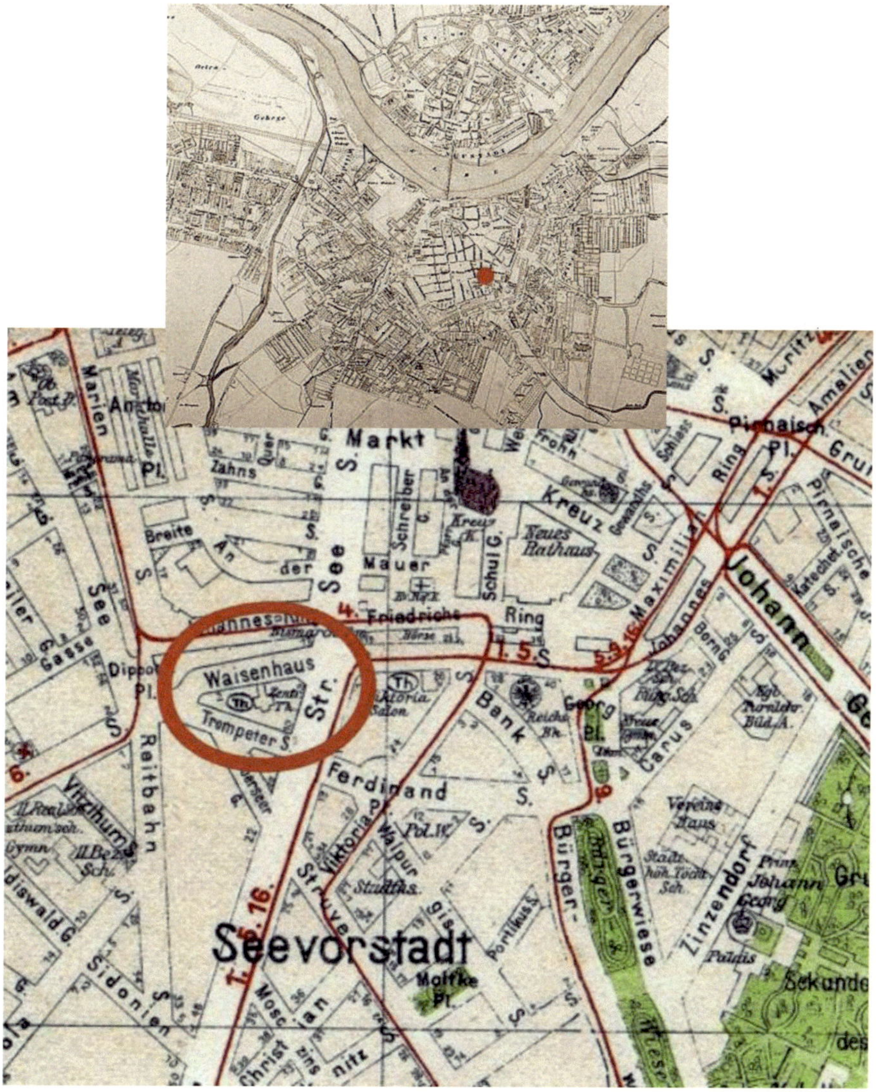

In einem Verzeichnis der für das Jahr 1850 für das Pestalozzistift eingegangenen Beiträge wird Johann Caspar Sahlfelder mit einer Spende von 1 Taler aufgeführt. Auch die Ehefrau Johanna Juliana spendet für mildtätige Zwecke, wie aus der Leipziger Zeitung 1853[24] zu ersehen ist. Der dringenden öffentlichen Bitte für die Unterstützung einer krebskranken Frau und deren Kinder kommt sie mit einer großzügigen Spende nach.

Johanna Juliana Sahlfelder geborene Laurin stirbt am 6. Januar 1860 im Alter von 66 Jahren, drei Monaten und fünf Tagen an der Bauchwassersucht in Dresden und wird am 10. Januar auf dem Eliaskirchhof begraben.[25]

Der Witwer Dr. med. Caspar Sahlfelder, Generalstabsarzt a.D., verstirbt drei Monate nach dem Tod seiner Frau am 21. April 1860 im Alter von 77 Jahren. Als Todesursache ist im Kirchenbuch „halbseitige Lähmung“ angegeben. Er wird am 24. April ebenfalls auf dem Eliaskirchhof beerdigt.[26]

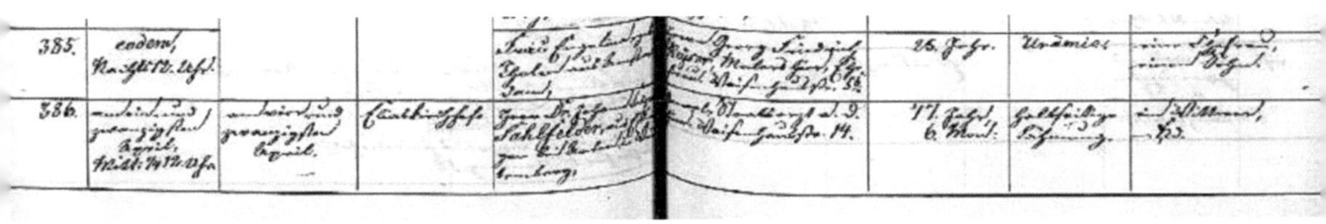

Kirchenbuch Dresden, Kreuzkirche,
Tauf-Trau- und Bestattungsbuch 1860

Der Eliaskirchhof in der Pirnaischen Vorstadt war eine bevorzugte Ruhestätte des Adels und der wohlhabenden Bürger der Stadt. Bald nach der Beisetzung von Johanna Juliana und Johann Caspar Sahlfelder wurde der Friedhof aus hygienischen Gründen jedoch 1864 geschlossen und 1876 stillgelegt. Heute steht die Begräbnisstätte unter Denkmalschutz.

Mit dem Beginn der Industrialisierung verstärkte sich das Bevölkerungswachstum von Dresden. Lebten um 1800 noch rund 62.000 Menschen in der Stadt, so überschritt zur Zeit des Deutschen Bundes (1815-1866) schnell die Einwohnerzahl 100.000, wodurch die Hauptstadt des Königreichs Sachsen zur Großstadt wurde. Im Jahr des Todes von Johann Caspar Sahlfelder 1860 lag die Einwohnerzahl bei rund 120.00.

Ansicht Dresden. Kolorierte Radierung Täubert um 1830.
Bild: SLUB Dresden-Deutsche Fotothek

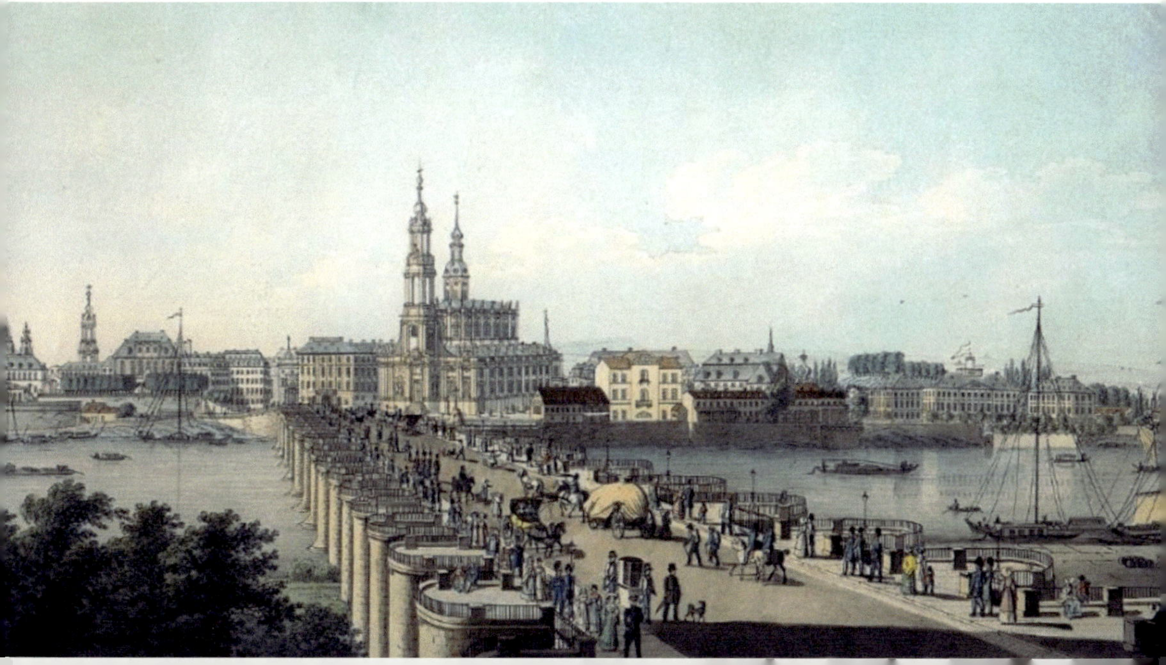

Sahlfelders Geburtsort Essingen hatte zu diesem Zeitpunkt zusammen mit den Außenhöfen nur 2.130 Einwohner und war eine Gemeinde II. Klasse.

Die Hauptbeschäftigung der Bewohner bildeten Ackerbau und Viehzucht. Es herrschte Dreifelderwirtschaft, in der Brache wurden Klee und andere Futterkräuter angebaut, gepflügt wurde mit dem flandrischen Pflug. Es war durchgängig die Stallfütterung eingeführt. Schafe waren sehr zahlreich, die Pferdezucht dagegen unbedeutend. Die etwa 220 Häuser im Ort hatten meist einen massiven Grundstock und Ziegeldächer, einige aber noch Strohdächer. In der Schule waren vier Lehrer angestellt.

Alte Ansicht von Essingen.
Archiv Horst Wormser, Essingen

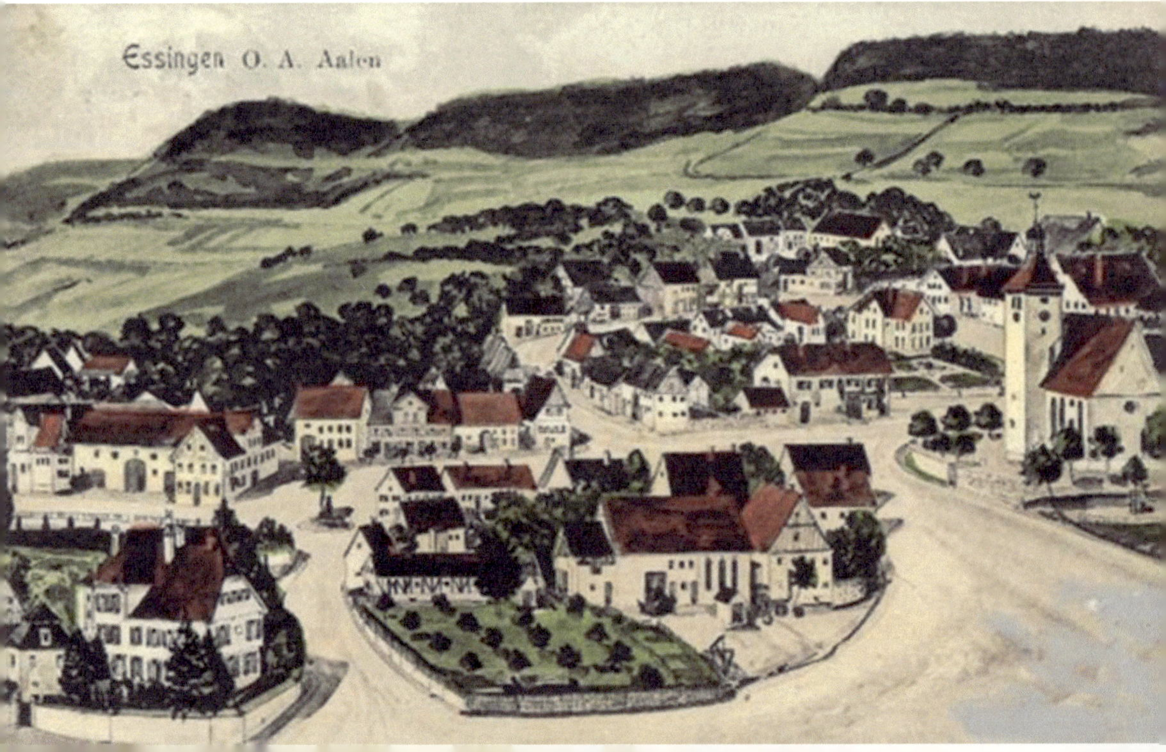

Allein schon bei der Betrachtung und Gegenüberstellung der Bilder von Leipzig, Dresden und Essingen ist zu ersehen, welch grandiose und bedeutende Karriere Johann Caspar Sahlfelder, geboren im kleinen woellwarthschen Marktdorf Essingen, in der glanzvollen Welt vor allem in der Hauptstadt des Königreiches Sachsen beschieden war.

Durch die Ständegesellschaft waren die Karrieremöglichkeiten beim Militär in aller Regel nur auf Adlige beschränkt, was sich erst seit dem späten 18. Jahrhundert mit dem zunehmenden Abbau von Standesprivilegien änderte. Und diese Chance hat der gebürtige Essinger Sahlfelder mit Fleiß, Energie und Beharrlichkeit genutzt.

SACHSEN.digital, die interdisziplinäre Wissenschaftsplattform zur Geschichte, Kultur und Landeskunde Sachsen, hat in einem Artikel „Personen des Monats April 2010 - Jubiläen bedeutender sächsischer Persönlichkeiten vor 150 Jahren“

Johann Caspar Sahlfelder,
Generalstabsarzt der königlich-sächsischen Armee

besonders erwähnt, während er in seinem Geburtsort Essingen dagegen bisher fast vergessen war.

Zu bemerken ist noch, dass das Geburtshaus von Johann Caspar Sahlfelder und der dazu gehörende Bauernhof in Essingen vom Bruder seiner Mutter, Kaspar Staudenmaier, bis zu dessen Tod 1816 bewirtschaftet wurde[27] und danach in andere Hände überging. Um 1820 wurde das Wohnhaus abgerissen und durch ein neues Gebäude ersetzt. Johann Caspar hatte zu diesem Zeitpunkt Essingen schon lange verlassen.

Nach dem Protokoll der Gebäude-Brandversicherung vom 1. Januar 1906 war der Hof mit den rund 90 Jahre alten Gebäuden im Besitz des Bauern Johann Martin Bihr. Auch dieser Hof existiert nicht mehr. Das ehemalige Wohn- und Ökonomiegebäude wurde 1990 abgebrochen und das Grundstück veräußert[28]. Teilweise dient das Areal heute als Parkplatz für das Gasthaus zur Rose.

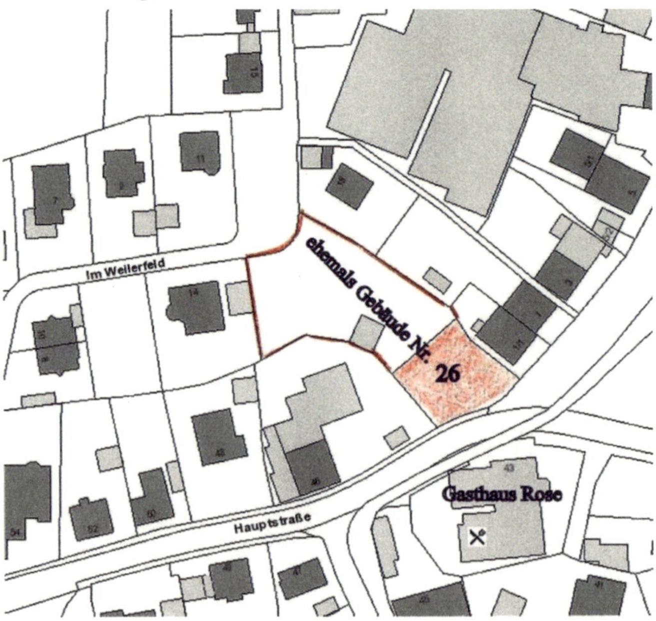

Ausschnitt Ostalbmap.de

Sahlfelderstiftung

Lange erinnerte an Johann Caspar Sahlfelder die »Sahlfelderstiftung«, die bis in die Zeit vor dem 1. Weltkrieg existierte.

Die Stiftung bestand aus zinsbaren Kapitalien in Höhe von 5.000 Talern. Caroline Amalie Laurin hatte zur Erinnerung an ihren verstorbenen Schwager Johann Caspar Sahlfelder die Stiftung gegründet und in der Schenkungsurkunde vom 12. Dezember 1860 bestimmt, dass die Zinsen des Kapitals zur Unterstützung der Witwen und Waisen verstorbener königlich sächsischer Militärärzte sowie dienstunfähig gewordener Militärärzte verwendet werden soll.

Caroline Amalie Laurin wurde 1798 geboren und verstarb am 6. Juni 1881. Die Verstorbene vermachte auch dem Vereinigten Frauenhospital Dresden ein Vermögen von 200.000,-- Mark, welches später der Laurinstiftung übertragen wurde.

Die Laurinstraße in der Wilsdruffer Vorstadt ist seit etwa 1898 im Stadtplan von Dresden verzeichnet und erhielt ihren Namen zu Ehren der Wohltäterin.

Publikationen von Sahlfelder:

- Königl. Sächsische Militär-Pharmakopöe. Dresden 1841.
  In: Generalregister der Jahrbücher der In- und Ausländischen
  Medicin (Hrsg. Carl Christian Schmidt)
  Verlag von Otto Wigand, Leipzig, 1839
  Band XXXVIII, 246

- Andeutung zu einer Landespharmakopöe (Arzneibuch)
  In: Generalregister de Jahrbücher der In- und Ausländischen
  Medicin (Hrsg. Carl Christian Schmidt)
  Verlag von Otto Wigand, Leipzig, 1839
  Band XXV, 136

Nachbemerkung

Es ist abschließend noch festzuhalten, dass aus Essingen noch weitere, sehr bedeutende Chirurgen und Wundärzte hervorgegangen sind. Hier ist insbesondere die Chirurgenfamilie Harsch zu erwähnen, die von 1675 bis 1771 in Essingen sehr segensreich wirkte.

Der 1653 in Laubach geborene Constantinus Gottfried Harsch kam im Jahr seiner Hochzeit 1675 als Schulmeister nach Essingen, wo bereits sein Halbbruder Johann Martin Harsch als Pfarrer amtierte. Neben dem Schuldienst betrieb Harsch auch die Chirurgie und gründete das Badhaus zu Essingen. Constantinus Gottfried Harsch starb 1704.

Ab 1700 war sein 1676 geborener Sohn Johann Gottfried Harsch als Chirurg, Bader und Wundarzt in Essingen tätig. Er betrieb wie sein Vater die Chirurgie mit großem Erfolg. Aus der Ehe mit Anna Katharina Trittler, Tochter des hochherrschaftlichen degenfeldschen Schultheißen Jakob Trittler gingen sechs Kinder hervor, darunter der 1700 geborene Sohn Johann Wolfgang und der 1705 geborene Sohn Johann Jakob. Johann Gottfried Harsch verstarb 1744.

Ab 1726 ist Johann Wolfgang Harsch nach seiner Eheschließung mit Maria Kolb als Chirurg und Bader in Essingen tätig. Aus der

Ehe gingen drei Töchter hervor. Johann Wolfang Harsch verstarb 1733.

Ab 1728 ist auch dessen Bruder Johann Jakob Harsch als Chirurg in Essingen tätig. Er heiratete im selben Jahr die Löwenwirtstochter Regina Rieder. Aus der Ehe gingen elf Kinder hervor, von denen nur zwei ein längeres Leben beschieden war. Harsch war ein geschickter Arzt und Chirurg, er betrieb das Badhaus und war gleichzeitig Assessor des Gerichts zu Essingen. Der bedeutende Chirurg „hatte eine Praxis auf einem Umkreis von fünf Meilen und viele Privilegien, namentlich die Fronfreiheit", wie in den woellwarthschen Akten zu lesen ist. Harsch war sehr vermögend. In der Steuerliste von 1758 erscheint er als zweitreichster Beständer von Essingen. Johann Jakob Harsch verstarb 1771 im Alter von 66 Jahren in Essingen. Nachdem sein 1735 geborener Sohn Albrecht Jakob nach seiner Ausbildung zum Arzt in Weinsberg tätig war und sich dort niederließ, endete mit dem Tod von Johann Jakob Harsch die „Harsch'sche Chirurgie" nach rund 120 Jahren in Essingen.

1760 gründete sich mit der Hochzeit des Chirurgen Matthäus Barth eine weitere Chirurgen-Familie in Essingen. Matthäus Barth wurde 1734 als Sohn des Lauterburger Lammwirts und Schultheißen Joseph Barth und dessen Ehefrau Catharina geborene Maier vom

Dauerwanghof geboren. Matthäus Barth war in erster Ehe seit 1760 verheiratet mit Regina Kümmel aus Hermannsfeld. Aus der Ehe gingen sieben Kinder hervor, darunter der 1765 geborene Sohn Friedrich Carl, der später in die Fußstapfen seines Vaters tritt und ebenfalls Chirurg wird. Die älteste Tochter Johanna Eberhardine heiratete 1795 den Witwer Melchior Widmann, Chirurg und Schulmeister in Essingen. In zweiter Ehe war Barth seit 1784 mit der Witwe Sophia Barth geborene Köpf verheiratet, einer Tochter des Untermüllers Georg Köpf.

Matthäus Barth war als Chirurg, Wundarzt und Feldscher bei den Chursächsischen Truppen, später herrschaftlicher Kostenverwalter bei der woellwarthschen Herrschaft und Amtsbürgermeister. 1830 ist Barth im Alter von 96 Jahren an Altersschwäche verstorben.

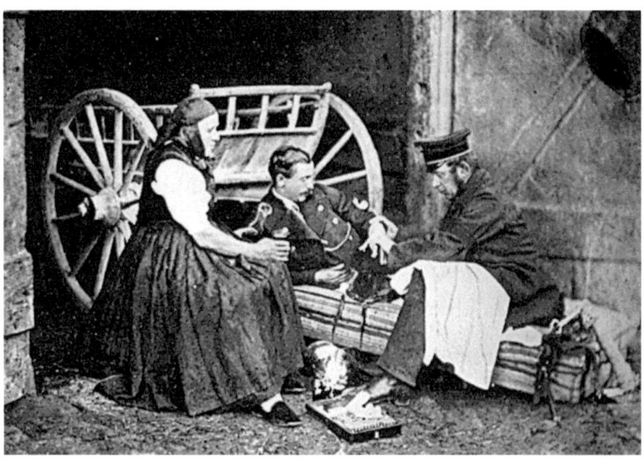

Feldscher bei der Versorgung eines Verwundeten[29]

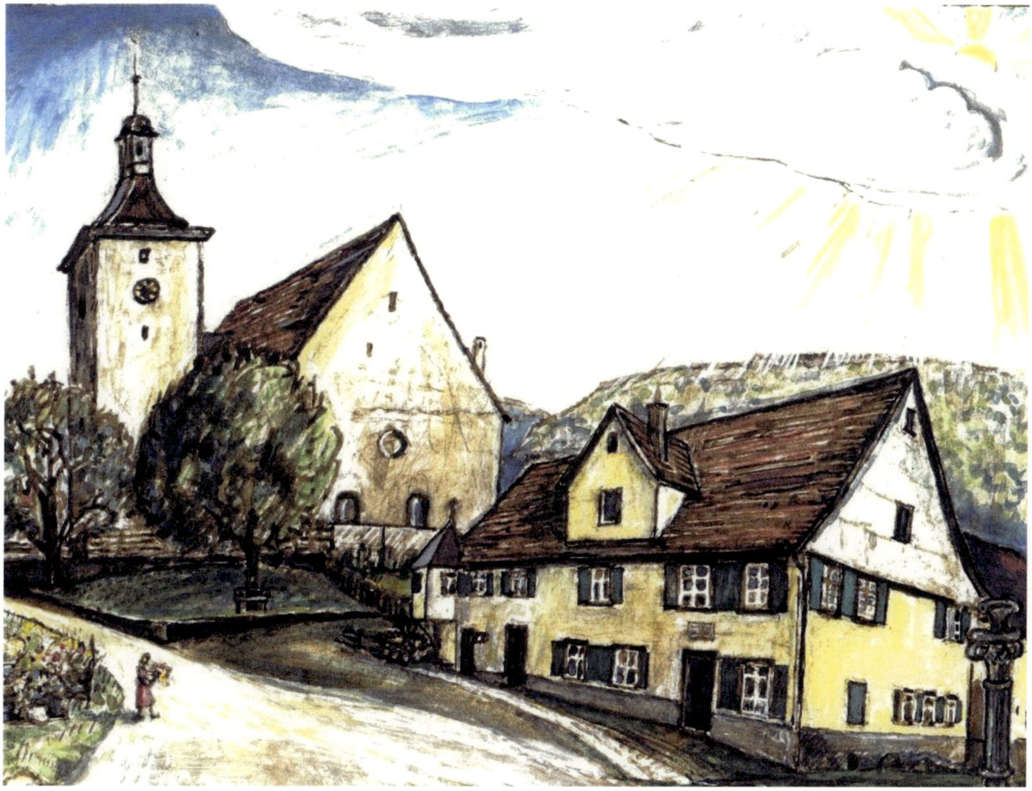

Die evangelische Kirche Essingen, in der Johann Caspar Sahlfelder getauft und konfirmiert wurde.

Bild: Therese Langbein (1911-2002), Rohrfederzeichnung
Archiv: Nachlass Richard Kolb, Essingen

Vom selben Autor bisher veröffentlicht:

Herzog Friedrich Paul Wilhelm von Württemberg und sein Jagdschloss auf dem Hirschrain bei Bartholomä. (Zusammen mit Jan Ruben Haller)
Verlag BoD-Books on Demand, Norderstedt 2017.
ISBN: 978-3-7448-5505-1

Schwäbischer Albverein Ortsgruppe Essingen - Von der Gründung 1892 bis zum 125- jährigen Jubiläum 2017.
Verlag BoD-Books on Demand, Norderstedt, 2017.
ISBN: 978-3-7448-4805-3

Die Marienkirche auf dem Friedhof Essingen - Beschreibung und Rekonstruktionsversuch.
Verlag BoD-Books on Demand, Norderstedt, 2018.
ISBN: 978-3-7460-6447-5

Johann Balthas Bäuerle, Essinger Schultheiß von 1834 bis 1892 - Wegbereiter für die heutige Realgenossenschaft Essingen.
Verlag BoD-Books on Demand, Norderstedt, 2018.
ISBN 978-3-7448-1757-8

Schutzjuden im ehemals woellwarthschen Essingen.
Verlag BoD-Books on Demand, Norderstedt, 2018.
ISBN: 978-3-7481-0930-3

Die Gerichtsbarkeit im ehemals woellwarthschen Essingen.
Verlag BoD-Books on Demand, Norderstedt, 2018.
ISBN:978-3-7481-3211-0

Quellenverzeichnis

[1] - Bild Gemeindearchiv Essingen (GAE).
- Original Lithografie 245x224 mm, um 1850, Sahlfelder, Johann Caspar, königlich sächsischer Generalstabsarzt, Halbfigur sitzend in Uniform, SKD, Deutsche Fotothek Dresden

[2] Lipsiae 1825, S. 48-49

[3] Kirchenbuch (KB) Essingen, Mischbuch 1713-1783, Bd. II, Bild 239

[4] Ebd., Mischbuch 1713-1783, Bd. II, Bild 456

[5] Die Eltern sind Johann Adam Salvelder (*5.02.1695 †27.12.1776, Salvelder geschrieben), hochgräflich Solms-Rödelheimischer und hochfürstlich Sachsen-Gotha-Rodaischer Kammerrat und Amtmann in Gaildorf und dessen Frau Elisabetha Wilhelmina geborene Schumann.

[6] Johann Georg Blezinger (* 29. Oktober 1717 Königsbronn; † 15. April 1795 ebenda) war ein deutscher Industrieller und Kaufmann. Blezinger war Sohn des Gastwirts Georg Blezinger. Er erlernte zunächst in Augsburg das Brauereihandwerk und übernahm nach Wanderungen durch Österreich, Ungarn, Süddeutschland und das Elsass 1739 die Gastwirtschaft seines Vaters. Durch glücklichen Handel, unter anderem mit Heereslieferungen im österreichisch-schlesischen Krieg, kam Blezinger zu Wohlstand. Blezinger war ein Freund des württembergischen Herzogs Carl Eugen, der mit seiner Frau Franziska öfters in Königsbronn im Rokoko (heute Rathaus) wohnte. Blezinger übernahm sämtliche württembergische Eisenwerke im Brenztal und Schwarzwald in Pacht und kaufte dem Fürsten von Hohenlohe-Öhringen 1768 die Eisenwerke in Ernsbach ab. Er führte die Königsbronner Eisenwaren zu überregionaler Bekanntheit. 1772 baute Blezinger am Brenztopf erstmals in Europa ein Wasserwehr aus Gusseisen mit einem Wassersammelkasten, der über neun Fallen Eisenhammer und Blasbälge antrieb. Blezinger verband auch eine Freundschaft mit seinem Hauslehrer, dem Dichter Christian Friedrich Daniel Schubart.

[7] KB Essingen, Familienregister 1808-1832, Bd. 19, Bild 75

[8] Ebd., Familienregister 1808-1832, Bd. 19, Bild 75

[9] In der ersten verfügbaren Schrift "Geschichte des Königl. Sächs. Sanitätskorps" von Dr. Hermann Frölich, Verlag Vogel, Leipzig, 1888, ist dieser Fehler vorhanden. Die nachfolgenden Autoren haben offensichtlich von hier ungeprüft übernommen.

[10] KB Essingen, Mischbuch 1784-1825, Bd. 3, Bild 174
Ebd., Familienregister 1808-1832, Bd. 19, Bild 75

[11] Ebd., Familienregister 1808-1832, Bd. 19, Bild 75

[12] Jörg Titze (Herausgeber): Die Tagebücher von Johann Carl von Dallwitz (1812-1815) und Adolf George von Göphardt (1813), Beiträge zur sächsischen Militärgeschichte zwischen 1793 und 1815
[13] Universität Leipzig, Matrikel Nr. 0211- SS 1825- Immatrikulation am 6. Juni 1825
[14] http://genwiki.genealogy.net/Datei:Leipzig_1820.jpg Gemeinfrei
[15] Lipsiae 1825, 4 Diss. 54 Seiten
[16] Schön: Heinrich August S., deutscher Militärarzt, geb. am 17. März 1774 zu Dresden, † am 16. Januar 1828. Er kam 1786 zu einem Wundarzte in Waldheim in die Lehre, diente 1793-95 in den Rheinfeldzügen als Unterchirurg, studierte von 1800 an am Collegium med. chir. zu Dresden, von 1801 an zu Jena und promovirte 1804 in Wittenberg. Nachdem er sich hierauf in Lützen niedergelassen, trat er 1805 als Feldmedikus in das Heer ein, wurde 1809 Stabsmedikus für den Feldzug gegen Oesterreich, diente 1812 in Russland, 1814 und 1815 gegen Frankreich und lebte von 1818 an in Dresden. 1819 wurde er zum Mitgliede der Militärmedicinaldirection und 1825 zum königl. sächsischen Generalstabsarzte ernannt. Sein wissenschaftliches Interesse bestätigte S. durch statistische Berichte der Jahre 1819-21 über den Gesundheitszustand des sächsischen Heeres, welche in der Dresdener Zeitschrift für Natur- und Heilkunde 1821-24 Aufnahme fanden. Sowohl als Mitglied der den Sanitätsdienst leitenden Stelle, wie auch später als Generalstabsarzt zeigte sich S. als ein weitsehender und einflussreicher Mann, dem es am Herzen lag und gelang, die Stellung seiner Untergebenen mehr und mehr zu verbessern. Insbesondere löste er die Compagniechirurgen aus dem Compagnieverbände und setzte sie zum Regimentsstabe, von wo aus sie der Regimentsarzt zur Dienstleistung in den Compagnien zu verwenden hatte - eine später verlassene Einrichtung, welche, wenn sie unter Anpassung an die Gegenwart wieder eingeführt würde, noch heute im Interesse des Dienstes anerkennungsvoll beurteilt werden müsste.
[17] Ev. Landeskirche Sachsen, Dresden, Plauen, Tauf-, Trau- und Bestattungsbuch 1821-1840, Bild 87 und
Ebd., Dresden-Annenkirche, Tauf-, Trau- und Bestattungsbuch 1828-1829, Bild 80
[18] Ebd., Dresden-Kreuzkirche, Taufbuch 1791-1794, Bild 371
[19] Einführung in die Vorkenntnisse, die zu einem Studium gehören
[20] Sachs medizinischer Almanach 1837, S. 77
[21] Kleinert Carl Ferdinand: Allgemeines Repertorium der gesamten deut-

schen medizinisch-chirurgischen Journalistik. Ernst Kollmann, Leipzig 1835, S. 362

[22] Geschichte des Königl. Sächs. Sanitätskorps" von Dr. Hermann Frölich, Verlag Vogel, Leipzig, 1888, S. 103

[23] Dresdner Adress Kalender ab1831.
Sahlfelder muss mit seiner Frau auch kurze Zeit in Würzburg gewohnt haben, wie aus dem Würzburger Anzeiger 1853 ersichtlich ist.

[24] Leipziger Zeitung 1853 S. 620

[25] KB Dresden Kreuzkirche Tauf-Trau- und Bestattungsbuch 1860 Bild 554

[26] Ebd., Tauf-Trau- und Bestattungsbuch 1860 Bild 596

[27] Nach der Instruktion zur Gebäudeaufnahme Essingen vom 2. November 1818 ist das Gebäude Nr. 26, alte Nummer 24, im Besitz der Witwe von Kaspar Staudenmaier, Bauer.

[28] Lt. Auskunft der Gemeinde Essingen

[29] https://commons.wikimedia.org/wiki/File:Ambulanz_zu_Fr%C3%B6schweiler_August_1870_-_deutscher_Feldscher.jpg?uselang=de
Gemeinfrei